看護学の第1回の講義

～看護を志すあなたとそれを導くあなたへ～

三瓶眞貴子

看護学矛盾論研究会叢書

はじめに

　まずは，看護を志し看護の扉をたたこうとする方々へ「ようこそ」とご挨拶をしたいと思います。本書は，そういう気持ちを込めて行なった看護学の第1回の講義の記録だからです。

　そして，看護を志した方々を教え育み導いていく方々へは，「関心をおもちくださりありがとうございます」とお礼を申し上げたいと思います。本書を著すきっかけをくださったのは，この方々だからです。

　本書は，タイトルにも示したように，看護を志し看護の扉をたたこうとする方々と，それを教え育み導いていく方々の，双方に向けて著した看護学の導入の書です。

　拙著『基礎看護学 resume 集－看護理論編－』（ブイツーソリューション，2006）を世に送り出してしばらく経った頃，読者の方から「これを参考に講義をしているのですが，実際に学生に配付した resume とどこが違うのですか。そしてそれはなぜですか。」と質問を受けました。

　私は，毎回講義概要を記した resume なるものを学生に配付していました。それはキーワードやキーセンテンスを記しただけの非常にシンプルなものでした。学生の頭脳が主体的に働くように，問いが発生するような必要最小限の端的な文章表現にとどめていたのです。さらにそこには空白を設け，学生が自由に記入することができる "記入式 resume" として作成していました。上述の書はこれをまと

はじめに

めたものです。

　その中に，実際の講義に参加していない読者には学生配付用のシンプルな resume ではイメージが湧きにくい部分も少なくないのではと考え，ある程度イメージが描けるように必要最小限の文章を追加したと記していたのでした。

　必要最小限にこだわったのは，私が用いる言葉や例など私が描く像には限界があるので，それにできるだけとらわれずに，読み手の方々が自ら豊かに像を拡げていってほしいと願ったからでした。拡がる可能性を阻むことがあってはならないというのが私の根幹にある思いだったからです。

　そのようなこともあって，書籍に著したよりももっと少ない文章の resume とはどのようなものか，そしてそのようにした意図とはなにかという関心をもたれたのだと思います。そして「講義の様子が知りたい，一例でもよいから講義で話したことを書いてくれませんか」というお言葉もいただきました。

　けれどもそのときの私は，ただ微笑んで書くとも書かないとも返答をせずに，それでその話はお仕舞いにしてしまいました。いろいろな思いが頭をよぎったからです。

　私の講義は，自立・自律した頭脳の形成を大きな目的としていたので，準備したものを一方的に話すものではなく，教員の問いかけに学生が答えたり，学生の答えにさらに教員が問いかけたり，疑問が湧き起これば学生同士で話し合いをしてもらい発表して共有する・・・というように，一方向の授業形式ではなく，双方向授業を展開していたのでした。

　問いかけは人間の頭脳を動かします。だから学生に問い

かけていたのです。しかし，問いかけは，問いかけられた側の人間の頭脳だけを動かすのではありません。問いかける側の人間の頭脳も動かすのです。何を問いかけるべきか，どのように問いかけるべきか，学生の心に届く言葉はどのようなものか，と考えて問いかけていきます。講義における問いかけは，ただ闇雲に行なえばよいというわけではないのです。専門家としての能力を厳しく問われるものです。双方向授業を行なえば，専門家としての自分の頭脳がどれほどのものであるかを常に試されることになります。これは講義をする者にとっては厳しい側面でもあります。

　それでも双方向授業を行なっていた大きな理由は，「問いかけは答えよりもはるかに力をもっている」と思っていたからです。その思いは今も変わることなく私の心の中にあります。実際に学生たちは私の予想をはるかに超える返答をしてくることがしばしばでした。

　講義の骨子は変わらなくとも，このような学生の反応を受けとめながら，必要に応じて講義のウェイトづけを判断し進めていくのです。たとえば学生がすんなりと合点したことは長々と話したりはしませんし，逆に学生の頭の中の像がぼんやりしているのではないかと思える反応が返ってきたときには，イメージを膨らませるために例を追加したりしました。また学生から出された疑問も，全体として共有して理解を深める必要があると判断した場合には，その場で即バズテーマとしておこして討議してもらったりもしました。

　ですから毎年同じ講義を行なっても，同じ展開になるこ

はじめに

とはありませんでした。それが双方向授業なのです。

　これを，一体どのように書き著すことができるというのでしょうか。「難しい！」の一言でした。

　しかし今，書き著してみようという気持ちになったのは，論語の中の「六十にして耳したがう」という言葉がふっと頭の中に浮かんできたからでした。

　「子のたまわく・・・」はあまりにも有名ですが，ここに改めて記させていただきます。

　「子曰（子のたまわく）

　　吾十有五而志于学（吾れ十有五にして学に志す）

　　三十而立（三十にして立つ）

　　四十而不惑（四十にして惑わず）

　　五十而知天命（五十にして天命を知る）

　　六十而耳順（六十にして耳したがう）

　　七十而従心所欲，不踰矩（七十にして心の欲する所に従って矩をこえず）」

　若かりし頃，このくだりを読んだとき，多くの偉人たちがこのような道を辿っていることに気づきました。そして歳を重ねていくうちに周囲の多くの人を見て，大なり小なり人間はこのような道を辿っているということに気づきました。つまりこれは，偉人のみならず人間一般にいえることであると理解することができたのです。

　そこで学生たちに，「人間の一生における認識の発展過程には法則性がある」と話し，「人間の頭脳活動の法則性」

としてこの一節を語っていました。

　今自らもその歳を迎え，「六十にして耳したがう」という言葉が頭に浮かんできたとき，私のような凡人にも大なり小なりこの法則性が流れているはずなのだから，今も心の中に在るあのときのあの言葉に，したがってみようという気持ちになりました。そして「凡人のなかにも流れているからこそ法則性なのだ」とひとりつぶやき，法則性という所以を再び深くかみしめ，ペンを執ることにしました。

　どのように書き著すべきかと考えたとき，「もともと，講義は看護の初学者である大学１年生に向けて行なったものなのだから，著すならば看護を志す初学者が講義に参加しているように読み進められるものとしたい」と思いました。しかし，「読者からの質問にも応えられるものでありたい。もしそれを記さなければ永遠の謎となってしまうだろうから・・・」と思いました。つまり，この両方を一冊の書物の中に調和的に著せないかと思ったのです。これを学問では“非敵対的矛盾の調和”といいます。関心のある方は拙著『新体系の看護理論　看護学矛盾論-unification-【第２版】』(金芳堂　2012)をご参照いただければと思います。

　さて，この矛盾の調和がどこまで実現できたかはわかりませんが，文中には，学生の反応，読者の方からの質問への回答や解説を含めて著しました。

　とりあげたのは大学１年生のすべりだしである，看護学の第１回の講義です。

　第１回の講義は，看護の初学者に語りかけ問いかけ，これから学修する看護学と勉学の方向性をイメージしてもら

はじめに

うというもので，構造的には，学問の根幹となる「原理的に頭を働かせる」ことの基本を土台におきつつ，同時にその上に看護学の基本となるものを重ねた講義です。もちろん看護学の講義ですから，どの回にも「原理的に頭を働かせる」という学問的な頭の働かせ方と看護学という個別科学の内容が貫かれていますが，記録を繙いてみると，特に第1回の講義は，その導入であり核となるものを投入しているので，普遍的で汎用性の高い講義内容として構築され展開されていました。これならば看護を志す方にも，それを導く方にも，少しはお役に立てるのではないかと思い，この回をとりあげることにしました。

　ちょっと長めの「はじめに」におつき合いくださいましてありがとうございます。
　ではつたない講義ではありますが，十五年以上前の若かりし頃の精一杯の頭と心で紡いだ看護学の第1回の講義に，ご参加いただければと思います。そして少しでも謎が解けますように・・・。
　そして少しでもお役に立つことができれば幸いです。

　　　　　　　　　　　　2016 年 7 月　　　　三瓶眞貴子

（附記）

1．目次について

　本書の目次は，『基礎看護学 resume 集－看護理論編－』（ブイツーソリューション，2006）に著した第1回の講義の resume の，項目に用いた文言をそのまま記しています。これは resume との解離を最小にしたいとの思いからです。第1回の講義の resume は前掲書の p.13-14 に収めてありますが，なお本書では巻末に資料として再掲しています。

2．見出しについて

　本書は講義の記録ではありますが，書籍という性質上，文中には読みやすいように小見出しを設けました。小見出しは，目次標記と同様に resume との解離を最小にすべく，resume の項目の文言をそのまま用いています。

3．〈　〉について

　文中の〈　〉内には，学生の反応を記しました。

4．《　》について

　文中の《　》内には，文章内容をより分かりやすくするための解説，及び『基礎看護学 resume 集－看護理論編－』と『新体系の看護理論看護学矛盾論－unification－【第2版】』（金芳堂，2012）の参照ページ等を挿入しました。

　また，〈　〉は文章の直ぐ下の段に，《　》は文章の一行空けての段に記すというようにして，なお区別しました。

7

目　次

はじめに・・・・・・・・・・・・・・・・・・・・・1

1. 他人に優しく温かな関心を注ぎ，持てる力を差し出し合
　おう・・・・・・・・・・・・・・・・・・・・・11

　1)五感を通して像を描く・・・・・・・・・・・・13
　2)関心の向け方には視点がある－専門領域には専門領域
　　の視点がある・・・・・・・・・・・・・・・21

2. しっかりと学ぶとり組みをしよう・・・・・・・・25
　1)三つの"学ぶ"・・・・・・・・・・・・・・27
　　①教えてもらって学ぶ
　　②書物を読んで学ぶ
　　③つかみとって学ぶ
　2)頭の働かせ方・・・・・・・・・・・・・・・31
　　＊脳の機能と構造にそって原理的に頭を働かせる－分
　　　担と統合－

3. 持てる力を拡大しよう・・・・・・・・・・・・39
　1)像を描く能力を意識的に訓練する・・・・・・41
　　①"像"とは
　　②「赤いリンゴ」の像を描こう

目　次

　2)相手の立場から科学的に像を描く・・・・・・・45
　　＊生まれつき目の見えない人は「赤いリンゴ」と聞い
　　　たとき，頭の中にどのような像を描き出すのだろう
　　　か
　3)学びの合い言葉"３Ａ"・・・・・・・・・・47
　　＊あせらず・あわてず・あきらめず

4.看護学原理とは・・・・・・・・・・・・・・・49
　1)「看護」「学」「原理」に分けて考えてみよう・・・52
　2)"原理"とは－原理の位置づけ・・・・・・・・56
　3)何のために原理を学ぶか・・・・・・・・・・61

―追記―・・・・・・・・・・・・・・・・・65

資料・・・・・・・・・・・・・・・・・・・73

おわりに・・・・・・・・・・・・・・・・・77

表紙絵　三瓶眞貴子

1

他人に優しく温かな関心を注ぎ，
持てる力を差し出し合おう

1)　五感を通して像を描く

2)　関心の向け方には視点がある－専門領域には
専門領域の視点がある

```
=============
1）五感を通して像を描く
=============
```

おはようございます。

〈「おはようございます。」という学生たちの遠慮がちな小さな声が返ってくる。〉

お元気ですか。朝食はしっかり食べてきましたか。

〈ほとんどの学生が頷く。〉

ではおなかに力を入れて元気な声を出しましょう。改めまして，おはようございます。

〈今度は学生たちの挨拶の声が大きくなる。〉

声を出して挨拶を交わすと気持ちがよいですね。

本学には，皆さん方と教員だけが存在しているのではありませんね。事務職の方，校舎を日々メンテナンスしてくださる方，外からお仕事で来られる方もいらっしゃいます。

皆さん方の中には，他人と話すことが苦手であるとか，見知らぬ人に自分からは声をかけられないという人もいるかもしれませんが，どうぞ，ちょっとだけ勇気を出して，見知らぬ人にでも自分から挨拶をしてください。踏み出したその小さな一歩が皆さん方の未来を拓いていってくれます。

ただ，ここで一つだけ注意を喚起しておきたいのは，「見知らぬ人にでも挨拶しましょう」と申し上げましたが，見知らぬ人についていってはいけません。

〈ドッと笑いがおこる。〉

1. 他人に優しく温かな関心を注ぎ，持てる力を差し出し合おう

　幼稚園でも小学校でも習いましたね。大学生になっても
それは同じです。皆さん方のお父様，お母様から，大切な
皆さんをお預かりしておりますので，これは守ってくださ
い。よろしゅうございますか。

　さて，合格以来，数々のお祝いの嵐が皆さん方を取り巻
いたことと思います。昨日も先輩方からの歓迎のプレゼン
トがありましたね。歓迎の嵐は，これからもしばらく続く
かもしれませんが，今日から新しいことがまた一つ始まり
ます。講義です。

　皆さん，自分のまわりを見回してください。これからこ
こにいる仲間と，・・・もう仲間ですからね，その仲間と一緒
にこれから4年間学修していくことになるわけですが・・・，
もっと長くいてもよいのですよ，大学は8年までおれます。
　〈笑いがおこることもある。〉
　もう一度自分のまわりの人を見てください。入学式やオ
リエンテーションのときにお近づきになった仲間とはまた
違った顔ぶれでしょう。

　《学生は講義室の出入口に貼られた座席表にそって，第
1回の講義からグループごとに着席しています。これはバ
ズ討議をするためのグループ分けです。バズ討議について
は『基礎看護学 resume 集－看護理論編－』の p.14，もし
くは本書巻末資料 p.75 をご参照ください。なお以下『基礎
看護学 resume 集－看護理論編－』を『resume 集』と略さ

せていただきます。》

　ちょっとお隣の人と顔を見合ってください。何がみてとれましたか。何を感じましたか。

　〈当然のことながら毎年同じ回答はないが，一例を示すと，「緊張している」「友だちになれそう」などが出てくる。〉

　なるほどね。

　ではもう一度見てください。今度は，顔色はどうか，皮膚の状態はどうか。さぁ，どうでしょう。皆さんから出た答えと，今度のとは違うでしょう。違いがわかりますか。

　〈これには答えられる場合もあり，そうでない場合もあり・・・。〉

　そういうことをこれから学修して参ります。

　では次は握手をしてみてください。

　〈ざわつきながら握手を始めるが，見ていると，ペアが組めずに握手できないでいる学生がいる。学生構成が奇数のグループである。〉

　グループによっては人数的にペアが組めないようですが，同じ人と長時間握手している必要はありませんよ。また，握手する手はいくつあるのでしょうか。頭を使う！

　〈すばやく行動が開始される。〉

　全員握手ができたでしょうか。

　さて，では皆さんが触ったのは何ですか。

　〈学生から不思議な質問だなという感じで「手？」という声が挙がる。〉

　そうです，"手"です。"手"ですが，それはまぎれもなく"人間"の手です。動物の手でも人形の手でもありませ

ん。まぎれもない"人間"の手なのです。

　そして皆さんが触ったのは，"人間の皮膚"です。何を感じましたか。

　〈声が挙がらない場合もあるが，「温かい」とか逆に「冷たかった」という声が挙がることもある。〉

　温かかったという人はどれくらいいますか。冷たかったという人は？

　〈それぞれに学生は挙手する。〉

　それが人間の体温。

　では今度は，手を上げてみてください（と言いながら自らも手を上げる）。（しばらくして）では下げて。じっと手を見る。

　〈手の変化をみて学生たちがざわつき始める。〉

　それが循環です。

　そういうことを手がかりに，人間の体の中の様子が分かってくる。心の中の様子もなんとなく予想できるでしょう。

　これが"五感を通して像を描く"ということです。

　《「五感を通して像を描く」という言葉は，『resume集』には印字してありますが，学生配付用の"記入式 resume"には書いてありません。その理由は『resume集』の「はじめに」のところにも記していますが，講義で用いる"記入式 resume"は，講義の展開にそって学生の頭脳が主体的に働くことを目的として必要最小限の表現にとどめたものであり，これに対して『resume集』へ言葉を追加したのは，実際に講義に参加していない読者の方々が，ある程度のイ

メージが描け，それをもとに豊かに像を拡げて創造的に考えてもらえるようにしたいと意図してのことです。また，看護の心を表す文言をタイトルとした resume 項目 1 の内容に，看護の心を看護にしていくための看護学，言い換えれば看護の心を科学する看護学の，学的内容の骨子が投入されていることを示しておく必要があると考えたからでした。『resume 集』には他にもこのような箇所が随所にありますので，また出てきた際に説明を加えたいと思います。》

　五感というのは（「五感」を板書），見て字のごとく五つの感覚という意味です。五つの感覚とは何か，わかりますか。
　〈学生からいくつか答えが返ってくる。〉
　そうです。五つの感覚，五感とは，視覚，聴覚，嗅覚，味覚，触覚です。
　それから，"像を描く"と申しましたが，像はこのような字を書きます（「像」を板書）。
　人間にはいろいろな能力が備わっているでしょう。
　見たり聞いたり匂いを嗅いだり味わったり触れたりして得られる感覚，いまお話しした五感ですね。これも人間に備わっている，人間の能力です。それだけでなく，その五感を通して感じたり考えたりする能力もある。それから，学習したり体験したことを思い出したり，経験から学んだことを思い出したりする能力もあります。さらには，自分のことだけでなく，相手の身になって感じ考えるという能力もあります。

1. 他人に優しく温かな関心を注ぎ，持てる力を差し出し合おう

"像"とは，そういうふうに，"見たり聞いたり感じたり考えたりなどして人間の頭の中に描きだされたもの"のことをいいます。

看護という専門に求められる基本的かつ極めて重要な能力の第一は，"五感を通して像を描く"ということです。
これからは，この能力を意識的に使いながら，自分以外に，他人への優しく温かな関心を注いで学生生活を送っていただきたいと思います。そして，この能力を看護に差し出せるように拡大させていってください。
それからもうひとつ。私たち人間は"言葉"という強い味方も持っていますので，それも充分活用して互いを分かり合う努力を重ねていってくださいね。

今までの話の中で，大切だと思ったことがありますか？あったとしたら書きとめておきたくなりませんか。
〈すでになにかを書いている学生がいる。〉
あらすごい，もうノートに書いている人がいる。
もちろん頭の中に心の中に書きとめておいてもかまいませんよ。文字にして残しておきたいという人は，皆さんに配付してある用紙をみてください。
〈学生が配付用紙を手元に引き寄せ見始める。〉
これは resume といいます（resume を板書）。フランス語で，講義の概要という意味です。英語の辞書にも載っているので，なお調べてみてくださいね。
resume について少しばかりご説明いたしますと，一番上

に，この科目の目標が記されてあります。これがこの科目のてっぺん，大きな目標です。これに向かって学修していきます。

てっぺんを読むとその下も見たくならない？　なるでしょう。なってくださるとよいのです。

〈学生の小さな笑い声。〉

てっぺんの下には今時の目標が書かれてあります。ここを読むと今日はこういう目標に向かって学修するのだなという，そのときの頂点が確認できます。

それがわかると，またその下が見たくなるでしょう。そうすると，さらに具体的な学修内容がわかる，というように，これは立体的構造になっているのですよ。面白いでしょ。

そして具体的な学修内容の1番を見ていくと「他人に優しく温かな関心を注ぎ，持てる力を差し出し合おう」とありますね。

そしてその下は空白になっている。注目してほしいのはこの空白です。これは余ったから適当に空けたのではないのですよ。人間は頭が働くと自然と書きたくなるから，そうなったときにここに記せるように空けてあるのです。

だからこれは resume ですが，単なる resume ではなく，"記入式 resume" と名前を付けたの。私が名付け親です。記入によって完成する resume です。教員が作成した resume に皆さんが記入することによって完成する。もともと講義は教員と皆さんとの相互浸透によって完成していくものですからね。

19

1. 他人に優しく温かな関心を注ぎ, 持てる力を差し出し合おう

　でももちろんご自分のノートに記していってもかまいませんよ。皆さんの先輩にこれに記入しない人がいたから「どうして?」と聞いたら,「これはこれでとっておきたいから」と言った人がいました。その学生さんはノートの見開きの左側のページに resume を貼って, 右側のページには自分の頭がキャッチしたことをいっぱい書いていましたね。皆さんもそれぞれに工夫してみてください。それも頭が働いているということですから, よいことなのです。

=====================================
2) 関心の向け方には視点がある－専門領域には専門領域の
視点がある
=====================================

　《上記の言葉は,『resume 集』には印字してありますが,
学生配付用の"記入式 resume"には書いてありません。講
義で用いる"記入式 resume"は，実際に講義を聞きながら
学生が自らの頭脳でキャッチしたり考えたりしたことを自
由に記載することを意図してつくっていました。すなわち,
自らの頭脳を通過した言葉で記すということです。再措定
することはなかなか大変な頭脳ワークですから訓練が必要
です。そういう位置づけの"記入式 resume"なので，必要
最小限の表現にとどめていました。そのため，ここまでの
講義の中に「"自らの頭脳がキャッチしたことや考えたこと
を書き著す"という刺激を必ず入れる」という講義構成に
していました。そして，必要なことは何度でも学生に投入
し量質転化を図るという考えでしたので,さらにこの項で,
重ねて刺激するという構成にしていました。当然のことな
がら，実際には刺激を入れる前からノートをとる学生もい
ました。『resume 集』へは，講義に参加していない読者の
方々にイメージを拡げてもらうため，必要最小限のキーワ
ードを追加しました。》

　さて１番に「他人に優しく温かな関心を注ぎ，持てる力
を差し出し合おう」と記してありますが,皆さんの先輩は,

そういうことがわずか 1 年にも満たない間ですけれども，とてもうまくなったなぁと思うことがありました。

皆さんの先輩の一人に，受傷して松葉杖生活をした人がいたのです。皆さんと同じ 1 年生のときのことです。その人は講義に出てきていたのですね。それで同級生に，「なぜどういうふうにして怪我をしたのか知っている人はいませんか」と尋ねたら，知っているという人がいました。その人への関心を抱いてくれた人がいたということですね。

それから，松葉杖の生活を思い描けますか。「松葉杖の生活は大変」と思えますか。

〈学生たちが頷く。〉

どのようなことが大変だと思いますか。

〈返答なし。〉

松葉杖の生活ということはどこを受傷したのでしょうか。

〈「足」という学生の声。〉

そう，足ですね。足を何かしたということは想像できますね。足を何かしたらどうなりますか。

〈学生から「松葉杖を使っているときは，手が使えない。でも座っていれば使える。」「階段を上るのが大変」との声が挙がる。〉

すごいですね。条件付きで答えてくれましたね。

“松葉杖を使っている”という条件下では，手が使えませんね。でも，“座っている”という条件下では手は使えるのですね。それから松葉杖を使うと平らなところを歩くことさえ大変なのに，さらに階段を上るとなるともっと大変

ですね。階段を上るという厳しい条件が加わってきましたね。

　ここまで出たのなら，せっかくですからもう少し原理的に考えて，頭の中を整理していきましょうか。

　人間の足は何をしてくれるところですか。

　〈「歩く？」と学生の小さな声。〉

　そう，歩く，つまり移動ですね。"移動を担う"ところに障害が発生したわけですね。そうすると移動にかかわる日常的な行動が大変になる，ということが描けますよね。それだけでなく，その障害は手の自由を奪うこともあるという影響がでてくるということですね。

　足は移動を担うと申し上げましたが，では手はどうでしょうか。何をしてくれるところでしょうか。

　〈学生はしーんとしている。〉

　手はね，"生活を創りだす"のです。食べたり飲んだり，お料理をしたり，歯を磨いたり，顔を洗ったり，授業ではノートをとったり等など，そういうことをしてくれるのが手です。

　だから足の受傷のために奪われる手の自由をできるだけ少なくする必要があるということが描かれてきませんか。

　それでまた皆さんの先輩に質問してみたのです。そうしましたら，どのようにして大学に通っているかを知っている人もいました。知っているだけでなく，毎朝迎えに行って，帰りは送ってあげているという人がいました。

　でも，それだけでは人間は生きていくことはできませんよね。

1. 他人に優しく温かな関心を注ぎ, 持てる力を差し出し合おう

　買い物をしてあげているという人もいました。一人暮らしでしたからね。

　「松葉杖を使っているときは, 手が使えない。」と答えてくれた人がいましたが, 松葉杖を突いてお買い物ができる場所まで行ったとしても, 商品を選んで, 手にとって, かごに入れて, レジに持って行って, お財布をバッグから出して, お支払いを済ませて, 商品を袋に詰めて, 持ち帰る。これは大変なことですね。

　〈学生が頷いて聞いている。〉

　毎日の送り迎え, お買い物。皆さんの先輩, すごいですねぇ。講義のノートをとってあげたのではないのです。

　ことが起こったときに, 手を差しのべられるかどうかは, 他人にどのような関心が持てるかにかかっています。そしてその関心の向け方には視点があるのです。専門領域には専門領域の視点がある。

　先輩たちの中に, このように他人に優しく温かな関心を注いで, そして, どのようにすればその人がうまく生きていけるだろうか, その人だけでなく, また自分だけでもなく, みんながうまく生きていけるようにと考えをめぐらして, 自らの持てる力を差し出し合っていた人たちがいたのですね。

　ここまでが resume の1番です。皆さんがもらいうけたこと, 見て, 聞いて, 考えて, 大切と思ったことを書きとめておいてくださいね。

2

しっかりと学ぶとり組みをしよう

1) 三つの"学ぶ"
    ① 教えてもらって学ぶ
    ② 書物を読んで学ぶ
    ③ つかみとって学ぶ

2) 頭の働かせ方
＊脳の機能と構造にそって原理的に頭を働かせる
                -分担と統合-

```
=========
1）三つの"学ぶ"
=========
```

　今 resume の 1 番を見てもらいましたが，1 番を見たら
2 番を見たくなりませんか。なってくださいね。
　〈学生たちの笑い声。〉
　2 番には「しっかりと学ぶとり組みをしよう」と書いて
ありますね。
　皆さんはこの大学で今まさに看護学を学び始めたわけ
ですが，学び方にもいろいろあるから知っておかないとね。
それを学修しましょうというのが 2 番です。

　《『resume 集』には「三つの"学ぶ"」と以下「①教えて
もらって学ぶ　②書物を読んで学ぶ　③つかみとって学
ぶ」という言葉が印字してありますが，学生配付用の"記
入式 resume"には「しっかりと学ぶとり組みをしよう」と
だけ書いていました。
　それはこの項が，学びのありかたをただ知るためだけの
ものではなく，性質をとらえながら知ることを目的として
おこした項だからです。
　性質を見つめとらえていくということは学問をする上
で不可欠な能力です。学生のこの能力に刺激を与え，その
能力をひきだしながら講義を展開したいと考えました。性
質をとらえることの大切さ・楽しさ・面白さを自分自身を
通して知ることができれば，この能力を意識して訓練し活

用していくという道も拓かれていくことでしょう。そのような思いが込められての項でした。

　しかし，実際の講義に参加していなければ，「しっかりと学ぶとり組みをしよう」という言葉だけでは，学びの姿勢や態度，心構えといった，いわゆる道徳的な事柄を云々する項であるようにも受けとれます。

　そこで『resume 集』には，上記のような上述した意図や内容が少しでも伝わるようにとの思いから，必要最小限の言葉を追加しました。》

　ではちょっと皆さんこちらを注目。私と同じ動作をしてみてください。（手を伸ばして，伸びをする。）

　あぁ，できますね。今のはウォーミングアップ。これからが本番です。同じ動作をしてくださいね。

　1番目（斜め上から自分の方向に人差し指を振り下げる動作を2回繰り返す。再度行なう。）はいOKです。

　2番目（合わせた両手を開き，掌を上に向ける。再度行なう。）これもOKです。

　では最後3番目（人差し指を少し曲げて手前に引く動作を2回繰り返す。再度行なう。）はいありがとうございます。

　今やっていただいたのはなんだかわかりますか。

　〈「手話？」という学生の声。〉

　そうです。手話です。意味もわかりますか。第1の手話は？　第2は？　第3は？

　〈学生から声が挙がらない。〉

　実は今皆さんにやっていただいたのは，全部"学ぶ"と

いう手話なのです。

　私はボランティア活動をしていたときに，この手話を教えていただいたのですが，そのとき大変感激しました。同じ"学ぶ"なのに全部違う"学ぶ"なのだと・・・。

　これらはそれぞれ性質が異なる"学ぶ"なのです。

　第1の"学ぶ"（斜め上から自分の方向に人差し指を振り下げる手話動作をしながら）は，これはもともと「教わる」という手話です。だからこの"学ぶ"（同上の手話動作を繰り返しながら）は，「教えてもらって学ぶ」という意味の"学ぶ"なのです。

　では第2の"学ぶ"（合わせた両手を開き，掌を上に向ける手話動作をしながら）はどうでしょう。

　〈「本？」と学生の小さな声。〉

　そうです。これはもともと「本を読む」という手話なのですね。だからこの"学ぶ"（同上の手話動作を繰り返しながら）は，「本を読んで学ぶ」という意味の"学ぶ"なのです。

　では第3の"学ぶ"（人差し指を少し曲げて手前に引く手話動作をしながら）はどうでしょうか。

　〈学生はしーんとなる。〉

　これはちょっと分からないかもしれません。これは（同上の手話動作を繰り返しながら）なんと「盗む」という手話なのですね。ですからこの"学ぶ"は，「盗みとって学ぶ」つまり「つかみとって学ぶ」ということです。

　手話ってすごいですね。現実にあるいろいろな学びのありかたから，性質をとりだして形として表現しているので

2. しっかりと学ぶとり組みをしよう

す。感動しちゃうでしょう。

　この三つの“学ぶ”を全部動員するとよく学ぶことができるのですね。そして「つかみとる」までいったら本物ですよね。

　皆さん方は，第1の“学ぶ”と第2の“学ぶ”は，今まで結構一生懸命にしてきたのではないかと思いますので，これからはそれに加えてぜひ第3の“学ぶ”「つかみとって学ぶ」を意識して学修を進めていってください。そしていつも「三つの“学ぶ”を全部動員しているだろうか」と自分自身に問いかけながら学修していってくださいね。

```
=========
2) 頭の働かせ方
=========
```

　学び方がつかめたら，今度はどのように頭を働かせるか
ですね。頭の働かせ方です。"学び方"と"頭の働かせ方"，
対置して頭に入れておくとよいですね。

　《『resume 集』には「頭の働かせ方」とその下の「脳の
機能と構造にそって原理的に頭を働かせる－分担と統合
－」という言葉が印字してありますが，学生配付用の"記
入式 resume"には書いてありません。能動的に「つかみと
って」積極的に記していく段階へと移行するためです。》

　では頭が働くというのはどういうことでしょうか。
　それは脳が働くということです。
　脳はどのように働いているかというと，聞くときは聞く
ことを担当しているところが働きます。考えるときは考え
ることを担当しているところが働く。書くときも同様です。
書くことを担当しているところが働きます。
　脳は，聞くこと（「Ａ」と板書），考えること（「Ｂ」と
板書），書くこと（「Ｃ」と板書）というように，それぞれ
を担当しているエリアがあるのです。つまり"分担"をし
ているということです。
　さぁ，聞くときは脳のどこが働いているでしょうか。自
分の頭の表面を使って指し示してください。これは高校ま

31

でに学んでいるはずです。さぁ，やってみましょう。

〈皆で頭の部分を指し示す。〉

はいそうですね。ちょっと曖昧な人もいるようですが・・・。そういう人はあとでよく復習しておきましょう。

では考えるときはどこが働いているでしょうか。

〈同じく皆で頭の部分を指し示す。〉

そう，そのあたりの部分ですね。

書くときは？

〈同じく皆で頭の部分を指し示す。〉

そうです。そうやって自分の体で確かめることが大切です。

いずれ皆さんは常態学を学んでいきますが・・・，常態学とはこのような字を書きます（板書）。これに対して病態学（板書）というのがあります。これも学修していきます。

常態というのは読んで字のごとく，常なる状態，人間の普通の常態，健康な状態ですね。病態はもう分かりますね。この二つの言葉も対置して頭に入れておくとよいのです。

これらの講義はこれからですが，講義で学ぶまで待たなくてよいので，指定されたテキストがあると思いますので，今日帰ったらさっそく脳のところを開いてみてください。第2の"学ぶ"（動作をしながら）ですね。復習にもなり，予習にもなり・・・です。

今確認したように，脳には"分担"という機能があります。しかし，それだけではありません。

皆さんは，何かを聞いたとき，たとえば授業を聞いたと

2) 頭の働かせ方

き，聞いて，考えて，書く，ということもしますよね。

聞いて，考えて，書く，といったときには，分担しているそれぞれがつながって働いてくれる（ＡＢＣの間に線を加え「Ａ－Ｂ－Ｃ」と板書）。つまり，"統合" もしてくれるのです。

脳は，"分担" と "統合" という性質の異なる働きを同時に行なう働きがあるのです。

面白いことがありましてね。1998 年に小学校の指導要領が見直されたときに，テレビでニュースを見ていたら，「１年生のときには読むことだけを学習させて，２年生になったら書くことだけを学習させる，という案が出された」と報道されました。

〈学生から「えーっ!?」という声が挙がる。〉

ねぇ，本当に「えーっ!?」ですよね。私は一緒にニュースを見ていた両親と大笑いしました。

皆さんはどうして「えーっ!?」となったの？

〈学生から「読むだけだったら読むことを担当する部分の脳しか働かないから，読むことしかできなくなってしまう」との発言。〉

そうですよね。そうでしょう？　読むという分担機能だけを使っていたら，その能力しか伸びないですよ。

脳には分担と統合という両方の働きがあるのですから，分担しているそれぞれのエリアをよく働かせて，かつ，統合する力もよく働かせる，というように，両方を調和的に働かせることが，能力をアップさせていくことになるので

33

2. しっかりと学ぶとり組みをしよう

す。聞いて，考えて，書くのです。
　〈学生たちが書き始める。〉

　今，「脳のもつ性質にそって脳を使うと能力がアップする」という話を致しましたが，では今度は，予習しているとき，また復習しているときの頭の中は，どうなっているのか，脳細胞はどうなっているのかを学修していきましょう。
（ニューロンの図を板書する。）

　《次頁の図はニューロンの図です。今では『新体系の看護理論　看護学矛盾論－unification－』の中に収めてあります（第2版における図掲載ページは p.104）が，当初はまだ出版されておらず，講義では最初に描いたニューロンの図に，講義の展開にそって書き加えていくという形で板書していました。なお，前頁の図中の矛盾については第1回の講義では触れていません。詳しくお知りになりたい方は，前掲の拙著をお読みいただければと思います。》

　これは何かと申しますと，脳細胞の主役であるニューロンというものです。主役があるということは，脇役もあるということですね。脇役はグリア細胞といいます。名脇役です。主役ニューロン，名脇役グリア細胞，これらも対置して頭に入れておいてくださいね。帰ったら復習してください。（第2の"学ぶ"の動作をしながら話す。）

34

2) 頭の働かせ方

図4：脳細胞の矛盾（重層構造）

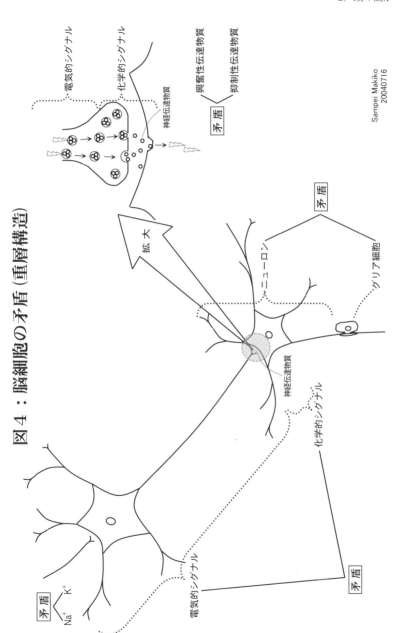

出典：三瓶眞貴子『新体系看護学理論 看護学矛盾論 -unification-【第2版】』金芳堂 p.104, 2012

Sampei Makiko
20040716

2. しっかりと学ぶとり組みをしよう

　ではニューロンに戻りますが，ニューロンは脳細胞とといいましたように細胞の一種なのですが，普通の細胞とはちょっとちがっていて,核をもつ cell body，細胞体ですね，そこからたくさんの dendrites，樹状突起といいます，これがつながって出ています。そして 1 本の axon，軸索がある。(板書した図に名称を書きこみながら話す。) そしてお隣のニューロンとの間にはこのように隙間があります。(先に板書したニューロンの隣にもう一つのニューロンの図を描き，隙間があることを示す。)

　このニューロン，頭が働いているときにはどうなると思います？

　〈学生は板書した図をじっとみつめている。〉

　頭が働いているときには，(図を指し示しながら) dendrites から axon まではパーッと電気が走るのです。でも電気はここまで (axon の終末を指し示す) しか到達することができません。この隙間を飛び越えることはできない。

　隙間の部分を拡大して描くと，このようになっています。(先に板書した図に隙間の拡大図を追加して描く。)

　ではこの隙間，どのようにして突破するのでしょうか。

　axon，軸索の終末はこの図のように膨らんでいるのですね。ここには neurotransmitters，日本語では神経伝達物質でよかったかしら？　化学物質ですね。それが入っています。

　私は学生時代，解剖生理学を英語で習ったので，うまく日本語に訳せないことがあるのですが，要は，今は構造がどうなっているかが分かればよいので，あとのところは皆

36

さんが学修して像を鮮明にしておいてください。そして後で教えてくださいね。

（図を指し示しながら）それで，パーッと走ってきた電気がこの膨らんでいるところにバーンとぶつかるのです。その衝撃で neurotransmitters がバッと押し出されてこの隙間に出ていって，隙間の向こうのニューロンに向かっていくのですが，そうすると，どうなると思います？

ニューロンの膜には receptor，受容器ですね，それがあるのですが，neurotransmitters がやってくると，それがカパッとお花みたいに開くのです。（花の開く様子を両手を使って表わす。）そしてその中に入っていって伝達が行なわれるのです。

すごいでしょう，人間の身体って。感激しちゃいますよね。

まとめると，ここまでは電気的なシグナル（図に書き込みながら）で，そしてここから化学的なシグナル（同様に図に書き込みながら）に変換されて隙間を突破してニューロン同士のつながりができるのです。

頭が働いているときとは，脳細胞がこのようになっているのですね。電気的なシグナルと化学的なシグナル，これも対置して覚えておきましょう。

さて，これが，予習と復習にどのような関係があるの？と思っているかもしれませんが，予習をすると，なんとこの突起がのびて新しい回路をつくってくれるのです。回路

がなかったところに新しい回路をつくってくれる。これが
予習です。

　新しい回路というのは，予習でだけつくられるのではな
いのです。皆さんが今のこの話を聞いて，「へぇー，そうな
んだ」と思っているときには，これがすでにのびていって
新しい回路がつくられたということですね。

　予習に対して復習は，すでにできあがった回路のつなが
りを強化してくれるのです。電気が強く流れる。そしてそ
れだけでなく，axon の終末の膨らみがこんなふうに大きく
なるのです。(終末の膨らみの部分に，さらに大きな膨らみ
を重ねて描く。) 化学物質がたくさん。そうするとバーンと
電気がぶつかったときに出やすくなりますね。

　脳にはそういう力があるのですから，その力，脳力をフ
ル活用していけば能力がアップするというわけです。(「脳
力と能力」という文字を板書し，文字を指し示しながら)
脳力を使う能力をもちましょう。

　これを看護師さんたちの学習会で話したことがあった
のですが，そうしましたら，「その膨らみを大きくしたいで
す」と書いていた方がいましたね。

　ここまでが，resume の 2 番です。

3

持てる力を拡大しよう

1) 像を描く能力を意識的に訓練する
① "像"とは
② 「赤いリンゴ」の像を描こう

2) 相手の立場から科学的に像を描く
＊生まれつき目の見えない人は「赤いリンゴ」と
聞いたとき，頭の中にどのような像を描き出す
のだろうか

3) 学びの合い言葉"３Ａ"
＊あせらず・あわてず・あきらめず

===================
1）像を描く能力を意識的に訓練する
===================

　では３番に入っていきたいと思います。２番までで学修
したことを土台として持てる力を拡大しようというのが３
番です。
　まず，像を描く能力を拡大しましょう。ということで，
これから皆さんにバズ討議をしていただきます。resume の
５番を見てください。バズ討議について記してありますの
で，読んでください。

　（読み終えたことを確認してから）バズとは，buzz と書
きます。（buzz を板書する。）

　《『resume 集』には「＊buzz の意味」と印字してありま
すが，学生配付用の"記入式 resume"には書いてありませ
ん。resume の２の項で，聞いて，考えて，書くことの必要
性を原理的に押さえる学修をしたあとだからです。》

　buzz，どういう意味でしょうか？
　〈さっそく電子辞書で調べている学生がいる。〉
　あっ，電子辞書を開いている人がいますね。第２の"学
ぶ"（合わせた両手を開き，掌を上に向ける手話動作をしな
がら）ですね。なんと書いてありますか。
　〈「ハチのブーンという音，擬音語」と学生が答える。〉

41

3.持てる力を拡大しよう

そうですね。そういうふうに話し合うのがバズ討議です。ひそやかでなくてよい，いえ，ひそやかではだめです。

では 1) の「①“像”とは」とありますが，これは先ほどご説明いたしましたね。復習します。電気を強くして，（先の板書したニューロンの図を指し示しながら）あの部分の膨らみを大きくしましょう。

「“像”とは，見たり聞いたり感じたり考えたりなどして人間の頭の中に描きだされたもののこと」をいいます。
〈学生たちが書き始める。〉

もう一度言います。（ゆっくりと繰り返す。）「“像”とは，見たり聞いたり感じたり考えたりして人間の頭の中に描きだされたもののこと」です。

では②の「赤いリンゴ」の像を出しあってください。「赤いリンゴ」という文字を見たとき，あるいは聞いたとき，皆さんはどのような像を描きますか。はい，バズ討議，開始！

《先にも記したように，学生は講義室の出入口に貼られた座席表にそって，第1回の講義からグループごとに着席しています。これはバズ討議をするためのグループ分けで，1グループ6名を基本としていますが，学生数によって 5 名のグループができることもあります。しかし大半は1グループ6名なので，討議の時間はバズ討議法に記してある6分を目安として進め，状況によって適宜短縮あるいは延

長するという形をとりました。》

　（学生の間を回って討議の様子に耳を傾ける。約6分後）はい，止め。

　では，発表していただきます。何グループからいきましょうか。自分たちのグループから聞いてほしい，というところはありませんか。

　〈その年その年によっていろいろで，申し出ることもあり，そうでないこともある。〉

　《バズ討議の発表内容と学生とのやりとりをすべて記すことは不可能なので，ここからはその一部を記すことに致します。

　発表には，たとえば，「まるい」とか「赤い」とかは必ずといってよいほどでてきます。私は「いびつじゃないのね」とか，「赤一色なの」とか発表の合間に学生に聞こえるようにつぶやきながら聞いています。像の拡がりを期待してのことです。

　発表を聞いていて像が拡がっていないと思えば，「像があまり拡がっていないのでヒント。看護という専門に求められる基本的かつ極めて重要な能力の第一は，どのように像を描くことでしたか。」と問いかけたりしました。「五感」という言葉が学生から出てくれば，「皆さんはそれを使っていますか」「五感とはなんですか」とさらにたたみかけて問いかけます。

　そうすると，「軸があります」「赤いリンゴでもおしりの

3.持てる力を拡大しよう

ほうが黄色のことが多い」とか「触るとひんやりする」とか「甘酸っぱい香りがする」とか「食べると酸っぱいのもある」「食べたときの感触がサクッというかシャキッというか・・・」というように，視覚を通して描いた像が深くなっていったり，触覚を通して描いた像や，嗅覚を通して描いた像，味覚を通して描いた像もでてきます。この例のように食感までもでてくることがあります。

　学生が自分の頭の中に「"像"とは」を再措定して像を拡げてきていることがうかがえると，次に進みます。では講義の続きです。》

　たくさんの像がでてきましたね。みんな合わせると満点。
〈学生の笑い声。〉
　今描いてもらった像は，皆さんの立場から描いた像です。

```
====================
2) 相手の立場から科学的に像を描く
====================
```

　ではつぎに，2) の「相手の立場から科学的に像を描く」
ということを試みましょう。

　バズテーマは，生まれつき目の見えない人は「赤いリン
ゴ」と聞いたとき，頭の中にどのような像を描き出すのだ
ろうか，です。

　では始め。

　（6分後）はい止め。では発表。

　〈学生たちの発表は，予想を超えることがしばしばです。
「形は触ればわかるよね」「匂いも，味も・・・」というよう
に，自分たちとの共通点を確認し，そのうえで，「でも色は
分からない，赤と言っても想像でしかない，概念でしかな
い」「その人のイメージで赤というものを創り出している」
という発言もありました。〉

　なるほどねぇ。深いですねぇ。すごいね，皆さんは。

　《当然のことながら，学生たちの理解の深さは毎年同じ
ではありません。発表を聞いてもう少し理解を深めてもら
いたいと思ったときには，その場で新たなバズテーマをお
こし討議してもらいました。たとえば「暗くて黒しか見え
ないのではないか」「白と黒で想像しているのかな」という
発表があったときは，「生まれつき目が見えない人は色が分
かるだろうか」というバズテーマを新たに加えました。》

ところで，皆さんはリンゴを食べたことがありますよね。もちろんよね。

ちょっと考えて見て。丸かじりしても切って食べてもよいのですが，かじったらリンゴはどうなりますか，あるいは切ったらリンゴはどうなりますか。皆さんの頭の中には今どんな像が浮かびましたか？

〈学生はしーんとしている。〉

丸かじりしたら中身が見えますよね。切ったら中身が見えますよね。でも，それを当たり前のように見ていますよ，皆さんは・・・。

"ただ見ていたのでは何も見えない"。これは Goethe の言葉です。私もそうでした。何も見えていなかったなと・・・。

それであるときものすごい衝撃を受けたのです。

私は点字のボランティアもしていたことがあったのですが，盲の人が書いた文章に，「赤いリンゴは中身も赤い，と思い込んでいた」「赤いスイカは外側の皮もみんな赤いものだと思い込んでいた」と書かれていました。36 年間そう思い込んでいたと記されていました。

どうですか，皆さん。

私はこれを読んだときの衝撃は今でも忘れません。これが相手の立場から科学的に像を描くということなのだなと思いました。同時に，盲の人は見えないのにはるかに豊かに多くのものを見ている，と思いました。像を拡げ detail までもしっかりと描いている，と思いました。

そして，相手の立場に立ち切れていない自分を感じましたね。

2）相手の立場から科学的に像を描く

　像というのは，事実を見ていなかったり，情報が足りなかったりしても正確に描くことはできませんが，事実を見ていながら，正確な情報がありながら，自分流に勝手に描いてしまう，ということもあるのです。それが人間の認識の特徴であり，一側面なのですね。

　しかし，看護では，自分流に勝手に描いた像は役に立ちません。なぜなら，看護は自分ではない他人を相手とする職業だからです。ですから，像を描くときには，相手の立場から科学的に描くことが必要なのです。

　専門家ならば「赤いリンゴは中身も赤い」という像が描けるようになりたいものですね。

　そんなふうになれるかしらと不安に思う方もいるかもしれませんが，そういう能力もまた人間はもっています。

　あせらなくてもよいです。あわてなくてもよいです。でもあきらめないで。学んで訓練していきましょう。専門は学ばなければ身につきません。訓練しなければ身につかないですからね。

　あせらず，あわてず，あきらめず。これが 3）の学びの合い言葉です。

4

看護学原理とは

1) 「看護」「学」「原理」に分けて考えてみよう

2) "原理"とは－原理の位置づけ

3) 何のために原理を学ぶか

第1回の講義の最後のこの項は，大学固有の科目名をもとに学生たちがこれから学んでいく看護学の全体像と本科目の位置づけを描いてもらうためのものですので，本稿では割愛させていただこうかとも考えました。

　けれども，大学固有の科目名を捨象してお読みいただければ，看護学の全体の中に個別な科目を位置づけて示すことの重要性や，本質的なことをとらえていくための思考のあり方，看護という実践に向かうために何がなぜ必要か，看護学と看護実践の構造的な関係などを，どのようにして学生たちに投入していくかの具体的な工夫の一例として参考にしていただくことができるのではないかと思い直して，文章におこしました。

4. 看護学原理とは

==========================
1)「看護」「学」「原理」に分けて考えてみよう
==========================

　では本日最後の学修項目です。4番，看護学原理とは。

　《『resume 集』に印字してある1)「看護」「学」「原理」
に分けて考えてみよう，2)"原理"とは－原理の位置づけ，
3)何のために原理を学ぶか，という3項目は，学生配付用
の"記入式 resume"には書いてありません。これも，聞い
て，考えて，書くことの必要性を原理的に押さえる学修を
したあとだからです。このようにしていくことがより多く
の学びを可能とするのではないかと思ってのことです。》

　この科目の名称は"看護学原理"です。
　これは一体どのようなものでしょうか。
　それはこれから学ばなくては分からないけれども，まだ
学んでいないからといって，まるで分からないというもの
でもないのです。
　ですからここでは，大まかにこの科目についてつかんで
おきましょう。

　私たち人間は"言葉"という強い味方も持っています。
前にもお話しましたね。文字も言葉の一つです。ですから
これも強い味方となってくれます。
　"看護学原理"の文字を見てください。いくつかの言葉

52

がつながってあるのがわかりますか。分けてみましょうか。

〈学生から「看護学」と声が挙がる。〉

そうですね。ではあとは？

〈「原理」と学生の声。〉

そうです。

ではもっと分けられませんかね。分けられそうですね。

「看護学」は「看護」と「学」に分けてもよいでしょうかね。それから，もっと分けると，「看護」は「看」と「護」，同じように「原理」は「原」と「理」に分けられそうですね。みんな分解してしまいましたね。

〈学生の笑い声。〉

では一つずつ，本質的にとらえていきましょうか。

「看護」の「看」は手と目が一緒になってできた漢字ですね。「手をかざしてみる」（動作をしながら）つまり「よくみる」という意味ですね。

「看護」の「護」は「まもる」という意味です。

「学」は「学問」「体系化された知識」ですね。

学問というのはもともとあるものではなくて，人間の頭脳が創りあげたものです。勝手に想像して創ったのではなく，事実から性質をとりだして体系化してきたものです。「科学」と言い換えてもよいでしょう。

看護にそのようなものがあるのかというのが学生時代の私の疑問でしたね。皆さんもそう思ってくれてもよいのですよ。そして自分で確かめていけばよい。

では次は「原理」。

「原理」の「原」は「もと」「もととなるもの」「本源的

4. 看護学原理とは

なもの」を意味します。

「原理」の「理」は「ことわり」という意味です。

このようにまとまりのあるものを分けて考えたならば，そのままにしておいてはいけません。分けて考えたら今度はまとめて考える。これは物事の像を鮮明にしていくための原則です。

ではまとめてみましょう。

「看」と「護」をまとめてみると，「看護」とは「よくみてまもること」であるということが分かりますね。

同様にして「看護」と「学」をまとめると，「看護学」とは「よくみてまもるための知識が体系化された学問」であるということも分かってきますね。

そして，「原」と「理」をまとめると，「原理」とは「根本となる法則」であるということも分かってきます。

全部つなげてみると，「看護学原理」は「看護学という学問の根本となる法則」であるということが分かってきますね。

どうですか。はじめに看護学原理という一つの言葉をみたときよりも，像が少しばかり詳しくなりませんでしたか。

像とは一言でいえば人間の認識です。

人間の認識は，物事を大まかにバッととらえる段階，これを"汎化"といいます（「汎化」を板書）。この段階から，細部を詳しくとらえる段階，これを"分化"といいます（「汎化」の右隣に「分化」を板書）。そして細部の詳しさをもっ

54

1)「看護」「学」「原理」に分けて考えてみよう

て全体をまとめてとらえる段階，これを"統合"といいます（「分化」の右隣に「統合」を板書）。この汎化，分化，統合というプロセスをたどって像が鮮明になっていくのですね（板書した文字の間に矢印を加え，「汎化→分化→統合」とする）。

　ですから，物事をみつめるときは，（「汎化」の文字を指し示しながら）全体を大まかにバッととらえたならば，次に（「分化」の文字を指し示しながら）細部を詳しくみて，そして（「統合」の文字を指し示しながら）また全体に戻るというふうに，頭を働かせていくことが大切です。

55

4. 看護学原理とは

```
================
```
2)"原理"とは－原理の位置づけ
```
================
```


　看護学はこれからいろいろな科目で学んでいくので，ここでは，この科目で特化して学ぶ原理について，もう少しイメージを膨らませておきましょう。

　はい,注目。(ペンを掲げる。)手を離したらどうなりますか。

　〈「落ちる」という学生の声。〉

　そうですね。落ちます。ではなぜ落ちるのでしょうか。皆さん学修してきましたよ，高校までの学修で。

　〈「万有引力の法則」という声が挙がる。〉

　それが原理です。

　すごいですね。「万有引力の法則」がでてきましたね。地球上の物体の運動の法則と天体の運動の法則を「万有引力の法則」として統一したのが Isaac Newton ですね。

　私はあるとき忙しかったものですから，食事もとらずに仕事をしていて，それから急いで空港に向かって飛行機に飛び乗ったことがあったのです。

　そのときとてもおなかがすいていたので，乗る前にサンドウィッチを買いまして，飛行機が動き出してから食べ始めたのですね。そうしたら喉元から胸元にかけて，ひやっとした冷たい感覚が走ったのです。一瞬何がおこったのかしらとびっくりしたのですが,次の瞬間,"あぁ"と分かりました。

　サンドウィッチに挟んであった中身がこぼれて，喉元を

通過して洋服の中に入ってしまったのですね。

　ではどうしてそのようなことになったのか。

　私の身体が空に向かって斜めになっていたからです。そのとき飛行機は上昇中だったのですね。

　〈学生の笑い声。〉

　万有引力に逆らって上昇している飛行機の中で，万有引力を実感したひとときでした。

　こういうことは私たちの身近にたくさんありますね。皆さんも探してみてください。

　現象の中には法則性が潜んでいます。それを法則としてとり出したものが原理・法則です。「万有引力の法則」もその一つです。
現象の中にある法則性を法則としてとり出したものです。

　とり出すといいましたが，これを専門用語で"科学的抽象"といいます。このような字を書きます（文字を板書）。これはまたあとで詳しく学修していきますね。いまは頭の片隅でよいので入れておいてください。

　現象の中に潜んでいる法則性を見抜いて法則としてとり出すということをしてくれるのが，人間の頭脳です。そういう頭脳を皆さんは人類の遺産として授かっているのですよ。Newton だけではない。

　原理について少し像が膨らみましたか。

　では，配付した"基礎看護学の科目体系"の図をみてください。

57

4. 看護学原理とは

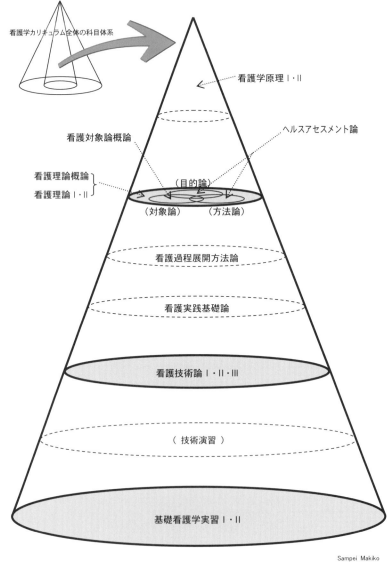

出典:三瓶眞貴子・山田秀樹『基礎看護学 resume 集－看護理論編－』ブイツーソリューション, p.9, 2006

2）"原理"とは−原理の位置づけ

これは私が作りました，皆さんのために。

〈学生から「えー!?」という声が挙がる。〉

だから，よーく見てくださいね（笑）。

まず，左上の図をみてください。

その円錐が看護学で学ぶ全体と思ってください。

その円錐の中にさらにスマートな円錐がありますね。それが基礎看護学で学ぶもの。

基礎看護学というのは看護学全体を貫く大きな柱で，いうなれば看護学の大黒柱です。ですから大きな円錐の中央に書いてあります。

その右側に大きな円錐がありますね。これは左上の図から基礎看護学の部分をぬきだして，基礎看護学で皆さんが学ぶ科目の構造を示したものです。

いろんな科目名がありますね。看護学原理はどこにありますか。

〈「一番上」と学生から声が挙がる。〉

そうです，その通り。一番上，てっぺんにあります。大黒柱のてっぺんに位置しています。そのてっぺんを学んで頭づくりをして，それをさらにその下に書かれている科目で具体的に詳しく学んでいくということです。

因みに図の右下に書かれているのは，この図の作成者名と作成年月日です。

書き方に特に決まりはありませんので，作成者名は漢字で書いてもアルファベットで書いても構いません。また，family name が先でも given name が先でも構いません。

59

4. 看護学原理とは

　アルファベットで書けば，日本語が分からなくてもおおかたの人は読めますね。また，国際化社会となってそれぞれの国が尊重されるようになってきていることや，日本の文化を知ってもらう機会でもあるという意味を込めて，family name が先というのもよいでしょう。

　私はそういう考えで，アルファベットを使いながら，family name は先に，given name は後に表記しています。

　名前の下の040408というのが作成年月日で，これは2004年4月8日を表わしています。

　皆さんもオリジナルな図を作成したときには，作成者名と作成年月日を記しておくとよいでしょう。大学に入って学問を始めたのですからね。

==================
3）何のために原理を学ぶか
==================

　では，原理は大黒柱のてっぺんに位置しているといいましたが，原理があるとなぜよいのでしょうか。

　"ただ見ていたのでは何も見えない"のですよ。ペンがなぜ落ちるかも分からないのです。

　でも，原理が自分の頭の中にあれば，現象の謎を解くことができる，解く手がかりとなるのです。

　たとえば，平らなところを歩くのと階段を上るのとではどちらが大変でしょうか。

　〈「階段」と学生。〉

　そうですね。階段を上る方が大変ですね。より体力を使います。それはなぜでしょうか。

　〈学生から声が挙がらない。〉

　原理を頭において考えてみましょう。

　先ほど，手を離したらペンが落ちるのはなぜかと質問したときに，何と答えてくれましたか。

　〈「万有引力の法則」と学生。〉

　そう，それが原理でしたね。ペンは万有引力の法則に従って落ちたわけですね。

　では，階段を上るときは・・・。従ったのではなく・・・。

　〈「逆」と学生。〉

　そうです。逆ですね。万有引力の法則に逆らって移動するから大変なのですね。

61

4. 看護学原理とは

　こんなふうに原理が自分の頭の中にあれば，現象の謎を解いていくことができますね。

　看護は実践ですが，実践とはただ行動するというだけのことではないのです。謎を解き，よりよい道へと展望をもって，そして行動するのです。そういう実践に役立てるために原理を学ぶのです。
　原理があれば，やみくもに考えるのではなく，根拠をもった展望をもつことができて，確かな道が拓けてきます。そして，確実な，より確実な行動をとることも可能となります。
　もう一度言いますね。原理は，謎を解き，展望をもち，行動するときの確かさを支えてくれます。それを確かめながら学んでいってほしいと思います。
　そして，看護という実践に役立てるという目的をもって原理を学んでいきましょう。

　この科目は今後も私が担当していきます。看護学原理，肝心要のてっぺんをですから，しっかりと私についてきてくださいね。

　では皆さん，本日の私の講義はこれで終わりとなります。
　残った時間は，resume の 7 番の「自分の頭の中を整理しておこう」ということに使ってください。（レポート用紙を配付する。）
　言葉は頭の中に秩序を創り出します。いいですか，もう

62

3）何のために原理を学ぶか

一度言います。言葉は頭の中に秩序を創り出す。

《『resume 集』には 7 に「言葉は頭の中に秩序を創り出す」という言葉が印字してありますが，学生配付用の"記入式 resume"には書いてありません。『resume 集』に記した訳は，単にレポートを書かせるのではなく，レポートを書く意味を学生に投入しながら行なっていることが分かるようにしたいとの思いからです。》

皆さんが今日の講義を受けて，感じたこと，考えたこと，胸に刻んだこと，大切と思ったこと，分かったこと，分からなかったこと，あるいは疑問に思ったことなどを，そのレポート用紙に書いてください。たくさんでなくてよいですよ。

《レポートはこの回だけでなく，毎回授業の最後に時間をとって書いてもらっていました。》

レポートは書いたら集めて私の研究室（場所を教える）に届けてください。どなたでも結構です。

ではまた来週お会いしましょう。

―終―

―追記―

　学生の反応は，学生の理解の一端を示すものですが，それにとどまらず，教員の教育のありかたを映し出す鏡となってくれ，次に何をどのように投入すべきかの手がかりとなってくれます。毎回の授業の最後に書いてもらうレポートも同様です。

　毎回提出されたレポートを読んでは，それぞれにコメントを入れ，さらにそれらを手がかりに，次に全体として何を共有すべきか，そしてそれをどのように投入すべきかと考え，次回の講義へと反映させていきました。

　ここにその一例を記し，本稿を終えたいと思います。

―追記―

～～～～～～～～～～～～～～～～～～～～～～～～～

　（学生にレポートを返却後）レポートを楽しみに読ませ
ていただきました。コメントを入れておきましたので，見
ておいてください。
　講義レポートを前回初めて書いてもらったので，今日は
始めに皆さんに書いていただいたレポートについてお話し
しますね。
　まず，名前のないレポートはありませんでした。
　〈学生たちの笑い声が挙がる。〉
　それから，名前だけの人もいましたが，名前だけでなく，
他にも書いてくれていた人がいましたね。もし，嫌でなけ
れば，ちょっとお隣の人とレポートを見せ合ってみてくだ
さい。
　これ（「つかみとって学ぶ」という手話動作をしながら）
ありましたか。つかみとれたことがありましたか。誰か，
誰でもかまいませんよ。
　〈学生から「私は日付を書かなかったけれど隣の人は書
いていました」と声が挙がる。〉
　それで，どう思いましたか？
　〈同じ学生が「いつのレポートかわかるので書いた方が
よいなと思いました。」〉
　そう思ったらそのレポート用紙に，もう書いてしまいま
しょう。追加しましょう。
　それから，まだ他につかみとったことはありましたか
（「つかみとって学ぶ」という手話動作をしながら）。

67

―追記―

〈学生から「学籍番号」「講義科目名」等が挙がる。〉
なるほど。それがあると何がよいですか。
　〈学生からはすぐに声が挙がらない。〉
　ちょっと周りの人と話し合ってみましょうか。バズやりましたよね，前回。はい，始め。・・・・・止め。
　〈学生から「どの講義かとか誰がいつ書いたかわかる。」「それは自分もわかるし他の人もわかる。」等々発表される。〉
　なるほどね。
　ではもう一つ考えてみてもらいたいことがあります。
　ちょっと変わったレポートがあって，学籍番号が，本人の筆跡ではなく別の誰かが書いてくれたというものがありました。これは，どういうことでしょうかね。書いてあげた人はわかりますね。（笑）とりあえず，書いてあげた人は答えない。（笑）　他の人は予想してみましょう。・・・・・予想してみたかしら。
　では，書いてあげた人，手を挙げてください。そしてなぜ書いたか教えてくださいますか。
　〈遠慮がちに手を挙げた学生が「皆バラバラに教壇に置いていくので，順番に並べようと思って書きました。」と答える。〉
　どうして順番に並べようと思ったのですか。そこも知りたい。
　〈「全員提出したかどうか確認しやすいし，読んでもらうときによいかなと思って・・・。」と学生。〉
　相手の立場からの像も描いたのですね。すごいですね。

—追記—

　どうですか。皆さんの予想は当たりましたか。

　前回学修したことの一つは，「相手の立場から科学的に像を描く」ということでしたね。
　集めてもらう人は，集めてくれる人の立場から像を描いて，集めてもらうための工夫をしたでしょうか。
　集める人は，集めてもらう人の立場から像を描いて，提出しやすいよう工夫したでしょうか。
　また，レポートを集める人は，一人ではないかもしれませんよね。その場合，一緒にレポートを集める仲間の立場から像を描いて，集める工夫をしたでしょうか。そしてさらに，読む人の立場から像を描いて，集める工夫をしたでしょうか。
　それぞれに自分自身に問いかけてみてください。そして「我，何をなすべきか」と考えてみてください。

　それでは本日の講義に入っていきます。
・
・
・
〜〜〜〜〜〜〜〜〜〜〜〜〜〜〜〜〜〜〜〜〜〜〜〜〜

　講義後，学生たちの様子をそっと講義室の後ろのドアから見ていると，レポートを書き終えた学生たちは，最前列の机を使って，「学籍番号の10番までの人は，黒板に向かって一番右の机に置いてください。その隣の机には20番ま

69

―追記―

で，さらにその隣の机には 30 番まで・・・というふうに置いていってください。」と声を張り上げて呼びかけレポートを集めていました。

　そしてレポートが届けられたときには，日付や講義科目名，学籍番号が書かれてあるレポートが，学籍番号順に整然と並べられていました。

　学生たちは，自らの力で相手の立場から像を描くというニューロンの絡み合いを創りだし，方法を編みだしていました。

　学生のレポートの書き方，集め方，届け方は毎年さまざまです。

　書き方についていえば，名前だけのものや，名前だけでなく学籍番号や日付，講義科目名や，さらには何曜日の何時限の第○講義室まで書いてあるものもありました。

　集め方，届け方においては，不慣れな学生たちですから，ランダムに集めてそのまま持ってくるという年もありましたし，先に記したように，集める学生が未記入者の学籍番号を記載して学籍番号順に揃えて持ってくるという年もありました。

　これをたとえば，「レポートには，日付，講義科目名，学籍番号，名前を書くこと。」「レポートは，今日は 1 グループの人が集めて，学籍番号順に並べて持ってきてください。」と指示すれば，おそらく初めから整然としたスタイルでレポートが届くことでしょう。

　しかしそれで，どのようにすればこの講義のレポートは

―追記―

確かに自分が書いたのだと示せるのか，どのようにすることが集めてくれる人を煩わせなくてすむのか，どのような工夫をすればスムーズに集めて順番に並べることができるのか，といった頭の働きが生まれてくるでしょうか。果たして自立・自律した頭脳の形成が可能となるでしょうか。

「問いかけは答えよりもはるかに力をもっている」と思います。

学生たちのレポートは，コメントを入れて次回の講義で返却していました。いわば"双方向レポート"です。

またそれだけでなく，このレポート用紙は，１回目を書いたならばその下に２回目以降を順次書き加えていき，最終講義終了まで用いていました。そうすれば，経過と全体がみえる"形成レポート"ともなるからです。

たくさん記載する学生も少なくなく，レポート用紙が足りなくなると，自ら新たな用紙を追加してクリップやホチキス留めにして提出していました。

最終講義を終えて講義室を後にすると，レポートを書き始めていたはずの学生たちが追いかけてきて，「皆が，このレポートはいつ返却されるのかと言っています。」「手元に持っていたいです。」と言ってくることもしばしばでした。

もちろん毎年学生の手元に届くようにしていましたが，学生からこのような声が挙がったときには，「どのようにすればよいでしょうか？」と問いかけていました。

学生たちは講義室に戻り，受けとる方法や日時を自分たちで話し合い，その案を携えて研究室を訪れていました。

71

―追記―

　そしてその案は，レポートを読んでコメントを書く時間
のゆとりもとられており，相手のスケジュールを考えた上
で，自分たちのスケジュールとの調整を図ろうとした跡が
うかがえるものでした。

資料

資料

13

第 1 回　看護学原理 I

科目の目標：1.看護の本質について理解し、それがどのようにして抽き出されたかに
　　　　　　　ついて学ぶ
　　　　　　2.看護の独自性・専門性について理解する
今時の目標：①看護学を学ぶ上でのとり組みの方向性を描く
　　　　　　②基礎看護学領域における科目の全体像を描き、看護学原理 I の学的
　　　　　　　位置づけを明確にする

1．他人に優しく温かな関心を注ぎ、持てる力を差し出し合おう

　　1）五感を通して像を描く

　　2）関心の向け方には視点がある－専門領域には専門領域の視点がある

2．しっかりと学ぶとり組みをしよう

　　1）三つの "学ぶ"

　　　　①教えてもらって学ぶ

　　　　②書物を読んで学ぶ

　　　　③つかみとって学ぶ

　　2）頭の働かせ方
　　　＊脳の機能と構造にそって原理的に頭を働かせる－分担と統合－
　　　　　　　　－『新体系の看護理論 看護学矛盾論-unification-【第 2 版】』P.105～106

資料

14

3．持てる力を拡大しよう

　1）像を描く能力を意識的に訓練する

　　①“像”とは

　　②「赤いリンゴ」の像を描こう

　2）相手の立場から科学的に像を描く

　　＊生まれつき目の見えない人は「赤いリンゴ」と聞いたとき、頭の中にどの
　　　ような像を描き出すのだろうか

　3）学びの合い言葉“3A”

　　＊あせらず・あわてず・あきらめず

4．看護学原理とは　　　　　　　　　　　　　　　－「基礎看護学の科目体系」：本書P.9

　1）「看護」「学」「原理」に分けて考えてみよう

　2）“原理”とは－原理の位置づけ
　　　　　　　　　　　　　－『新体系の看護理論 看護学矛盾論-unification-【第2版】』P.130, 233～234

　3）何のために原理を学ぶか

5．バズ討議法について

　　┌──┐
　　│バズ討議法とは、短時間に全員の考えを知るための方法である。　　　│
　　│　1）テーマに対し、6人で6分間話してその内容を報告するのが原則である　│
　　│　2）リーダーとメンバーは自主的に交代する　　　　　　　　　　　│
　　│　3）リーダーの役割は全員に話させ、終了の合図後その内容を30秒で報　│
　　│　　　告すること　　　　　　　　　　　　　　　　　　　　　　　│
　　│　4）メンバーの役割は必ず発言し、手短に意見を言うこと　　　　　　│
　　│　5）テーマが変わると役割を速やかに交代する　　　　　　　　　　│
　　└──┘

　　＊buzzの意味

6．バズ用紙について　　　　　　　　　　　　　　　　－本書資料編P.133

7．自分の頭の中を整理しておこう－「言葉は頭の中に秩序を創り出す」

8．次回予告

出典：三瓶眞貴子・山田秀樹『基礎看護学 resume 集－看護理論編－』ブイツーソリューション, p.13-14, 2006
（参考書籍名及び該当ページは最新版（『新体系の看護理論 看護学矛盾論-unification-【第2版】』）に更新しています。）

おわりに

　ここにはもうひとつ，永遠の謎とならないように書き残しておきたいことがあります。

　それは，とりたてて文才があるわけでもない私が，なぜこのように講義の実際を再現して書き著すことができたのかということについてです。

　現象は無限であり同じ現象は二度とは起こらないというのがこの世界です。ですから，講義の記録をひとつの纏まったものとして書き著すということにはためらいもありました。また，双方向授業を書き著す難しさも予想されました。

　しかしそれでも書き著すことができたのは，ひとつには，幸いなことに講義の準備のために作成していた講義原稿や，講義を記録したメモやテープが残されていたからです。

　学生の頭が働くように，像が膨らむように，量質転化がなされるように，という願いをもって努力を重ねながら毎回の講義に臨んでいた私ですが，根は臆病で小心で話すことが苦手でした。そこで，あがってしまって頭が真っ白になった場合でもなんとか乗りきれるようにと，毎回，講義原稿を準備していました。しかし，原稿があっても双方向の授業ですから，原稿通りに展開することはまずありません。そこでさらに，実際の講義の記録をメモしたりテープにとったりしていたのです。そしてそれをもとに講義を振り返り次の講義へと進んでいったのでした。このことが書き著す上での大きな助けとなりました。

おわりに

　それでも，講義を文章におこすことはやはり難しく，た
だこれだけの文章であるのに苦難の連続でした。

　そのときにもう一つ大きな力となったのは，目を輝かせ
生き生きとした表情で講義に臨んでくれていた学生たちの
姿でした。当時の様子が思い起こされ，それが支えとなっ
て何とか書きとおすことができました。

　想えば，講義も学生たちに助けられ支えられて進んでい
きました。私の予想をはるかに超える解り方をしていく学
生たちに目を丸くしたり鳥肌が立ったりした記憶は，昨日
のことのように思い出されます。学生たちのお陰で講義内
容に幅と深みが増し，教え手である自分も成長することが
できたと思っています。双方向授業とはそういうものであ
ると改めて思います。

　普遍的で汎用性が高い部分の講義をと思い，第1回の講
義をとりあげましたが，看護学の導入でもあり初回の授業
ということもあって，学生たちとのやりとりが少なく，ま
た書ききれないやりとりがいっぱいあったことも事実です。

　うまく伝えきれないもどかしさは残っていますが，これ
が私の今の精一杯の努力であることをお伝えして，ペンを
おきたいと思います。

　本書の編集にご尽力くださいました山田秀樹氏に，深く
感謝申し上げます。

三瓶眞貴子

看護学矛盾論研究会 叢書一覧

♯ 新体系の看護理論 **看護学矛盾論-unification-【第2版】**

三瓶眞貴子 著，金芳堂，2012 年

♯ 新装版 **看護学の学的方法論に関する研究**

三瓶眞貴子 著，ブイツーソリューション，2007 年

♯ **基礎看護学 resume 集 -看護理論編-**

三瓶眞貴子・山田秀樹 著，ブイツーソリューション，2006 年

♯ 郡山発 **看護通信 1994**

三瓶眞貴子 著，ブイツーソリューション，2006 年

♯ 郡山発 **看護通信 1995**

三瓶眞貴子 著，ブイツーソリューション，2006 年

♯ 郡山発 **看護通信 1996**

三瓶眞貴子 著，ブイツーソリューション，2007 年

==編集後記=================================

　三瓶先生から原稿を受け取ったとき，思わぬ内容に驚き当時の講義と重なって，先生の表現に込められた認識に今触れることができたと，嬉しく思いました。

　私は当時先生の授業に参加していましたが，先生の授業は，学生と教員との双方向授業で，学生は，先生とのやりとりの中で頭脳活動を活発化させ，認識の相互浸透がはかられ，自らの認識を発展させていきました。本書に触れて，敢えて"resume に示さない言葉"があったことや，そこに込められた深い意図を知ることができ，また学生に意識的なとり組みを自ら起こさせるような講義展開と終了のありかた，そこからつながりをもって次回へと展開するありかたに，先生の授業構築の段階の高さを感じ，改めて驚嘆しました。そして，十年以上前からこのような質的内容の高さをもってとりくまれていた双方向授業があり，それが社会化されたことにより，看護学教育を諦めないで自らの授業実践をみつめ創っていくための示唆となったことを，ありがたく思っています。

　本書をお読みになった方々の参考になればと思い，先生が主宰する看護学矛盾論研究会の叢書一覧を上記に載せさせていただきました。

==============================＝山田秀樹＝＝

[著者紹介]

三瓶 眞貴子（さんぺい まきこ）

千葉大学看護学部卒業，千葉大学大学院看護学研究科修了。
宮崎県立看護大学教授，京都府立医科大学教授等を歴任。
『弁証法はどういう科学か』（三浦つとむ著）に出合って矛
盾論で看護現象を解き明かすことができると確信。仮説・
検証を経て看護学矛盾論を提示するに至る。現在「看護学
矛盾論研究会」を主宰。
著書に，『新体系の看護理論 看護学矛盾論-unification-』
『看護学の学的方法論に関する研究』『新装版 看護学の学
的方法論に関する研究』『郡山発 看護通信 1994』『郡山発
看護通信 1995』『郡山発 看護通信 1996』『看護の心を科学
する』『基礎看護学 resume 集-看護理論編-』『系統看護学
講座・基礎看護技術』など。

装丁・校正：看護学矛盾論研究会 山田秀樹・桐明輝迪

看護学の第 1 回の講義
〜看護を志すあなたとそれを導くあなたへ〜

2019 年 9 月 23 日 初 版 第 1 刷発行
2021 年 11 月 17 日 初 版 第 2 刷発行

著　者　**三瓶 眞貴子**
発行所　ブイツーソリューション
　　　　〒466-0848 愛知県愛知県名古屋市昭和区長戸町 4-40
　　　　　　電話 052-799-7391　FAX 052-799-7984
発売元　星 雲 社
　　　　〒112-0005 東京都文京区水道 1-3-30
　　　　　　電話 03-3868-3275　FAX 03-3868-6588
印刷所　藤 原 印 刷

©2019 Sampei Makiko, Printed in Japan.
ISBN978-4-434-26647-8　落丁本はお取替え致します。
本書を無許可で複写・複製することは，著作権法上での
例外を除き，禁じられています。